U0246975

也许是
鼻子的问题

[日]黄川田彻 著
[日]吉竹伸介 绘
张嘉文 译

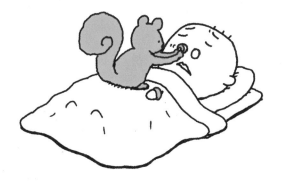

NEWSTAR PRESS
新\星\出\版\社

新经典文化股份有限公司
www.readinglife.com
出　品

序

您的孩子有没有鼻塞问题呢?

作为一名耳鼻喉科医生,多年来我一直努力钻研,希望能找到更安全、对患者身体影响更小的治疗方式。

我们意外地发现,对小学低年级及以下的孩子来说,鼻塞会影响睡眠,影响大脑和身体发育,有些影响甚至会伴随他们一生。

如果因为鼻塞,孩子们无法发挥出自己本来的能力,学习和生活备受困扰,就这样终其一生,该怎么办呢?

直到现在,很多家长都没有注意到鼻塞对孩子的危害有多大。我希望家长和孩子们能意识到这一点并重视起来,为此写下了这本书。

黄川田彻

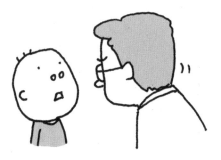

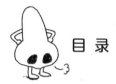

目 录

鼻塞，千万不能置之不理!

注意，这可能是鼻塞!

1 你的孩子是不是鼻塞了?

2   一起来认识鼻子吧！

3   引发鼻塞的疾病

4 可怕的鼻塞

5 鼻塞可以治愈

鼻塞，千万不能置之不理！

和孩子一起读：鼻子和鼻塞的小故事

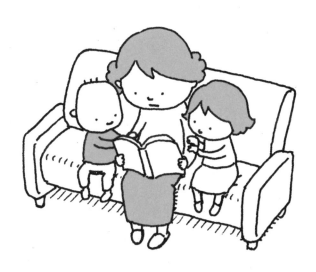

咦？你是不是鼻塞啊？

嗯，鼻子又
勿（不）咚（通）　　我倒是没事儿。
记（气）了。

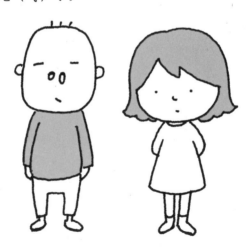

鼻塞很难受吧?

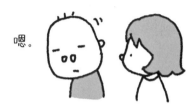

嗯。

夜里会醒很多次。

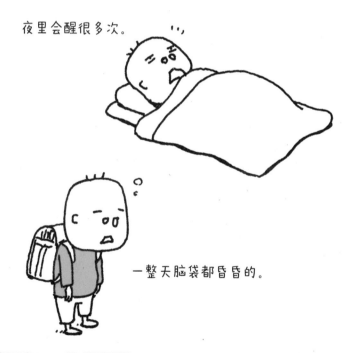

一整天脑袋都昏昏的。

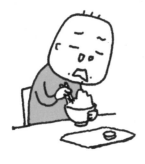

尝不出什么味道，
吃饭也没胃口。

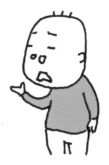

想好好说句话都难！

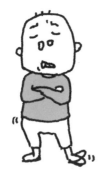

总觉得有点儿烦躁，
心一直静不下来。

这种感觉我太懂了！

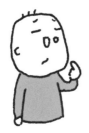

人的鼻子到底
为什么会塞住呢?

说不定
是睡着后,

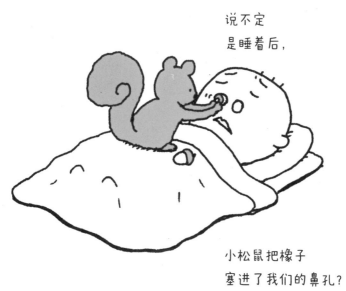

小松鼠把橡子
塞进了我们的鼻孔?

呃,我觉得应该不是松鼠。

鼻孔到底有什么用?
鼻子里面又是什么样的?

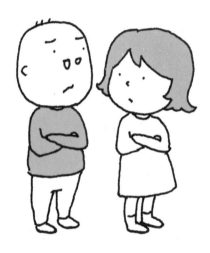

我也想知道。

鼻子的内部结构非常复杂,
只用一张图可画不清楚。

这张图虽然不是鼻子准确的内部构造，
但大概的样子都画出来了。

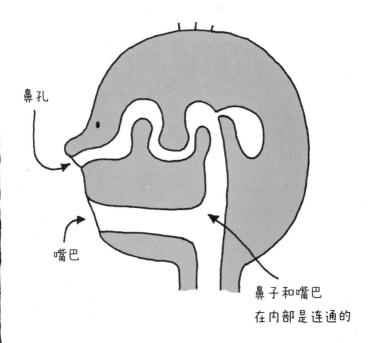

鼻孔

嘴巴

鼻子和嘴巴
在内部是连通的

换句话说，
就是鼻子里面**乱糟糟**的。

鼻子的内部，大体分为两部分。

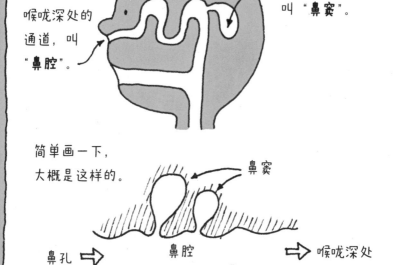

从鼻孔通向
喉咙深处的
通道，叫
"**鼻腔**"。

通道两侧延伸
出的孔穴，
叫 "**鼻窦**"。

简单画一下，
大概是这样的。

鼻窦

鼻孔 ⇨   鼻腔   ⇨ 喉咙深处

鼻窦

鼻腔左右两侧各有 4 个鼻窦，总共 8 个。

鼻子内部到处都覆盖着柔软的"黏膜"。

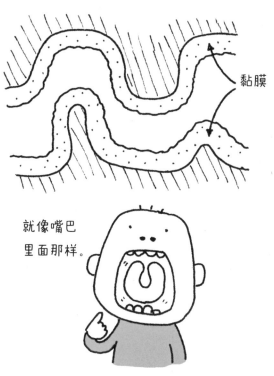

黏膜

就像嘴巴
里面那样。

嘴巴里有唾液（口水），
鼻子里有鼻涕，
它们都会慢慢分泌出来，
让腔体时刻保持湿润。

为什么鼻子的内部结构这么复杂呢?

这和鼻子的"使命"分不开。

我们想想"鼻子究竟为什么存在"吧。

鼻子有两个了不起的使命:

 呼吸

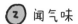 闻气味

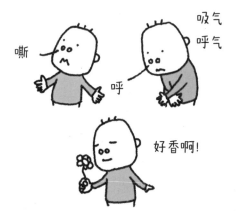

嘶

呼

吸气

呼气

好香啊!

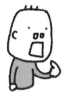

但是，也可以用嘴呼吸吧？

其实不可以。
呼吸包括吸气和呼气两个过程，
这些都是鼻子的工作。

"呼吸"这份工作，
我们俩分一下，
一人做一半！

没问题！

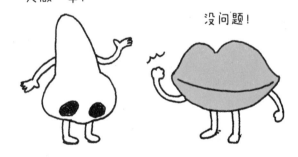

这样可不行。

我来负责呼吸，
你偶尔帮帮忙就行。

好，一言为定！
我要负责吃饭和说话，
也挺忙的。

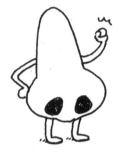 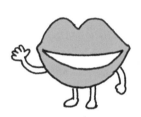

应该是这样才对。

因为在呼吸这件事上，
鼻子还有三个重要的作用：

① 让吸入的空气变得又温暖又湿润

② 过滤空气里的灰尘和细菌

③ 控制吸入的空气量

从吸进来的空气里获取氧气，把身体不需要的
气体排出去，这就是"肺"的工作了。

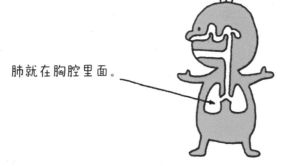

肺就在胸腔里面。

如果进入肺部的空气

- 太凉了
- 太干燥了
- 灰尘和细菌太多了
- 太多了

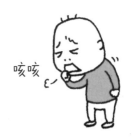

咳咳

人就没法儿正常呼吸，
还会**生病**。

所以，用鼻子呼吸是为了给肺部提供适宜的空气。

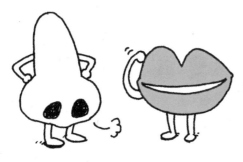

如果用嘴呼吸，
就没有这样的
效果了。

鼻子内部的"黏膜"，
也是为了给肺部提供适宜的空气而存在的。

一起让空气
湿润起来！

让我们把空气
变得暖和一些！

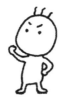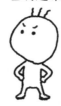

努力除掉
灰尘！

↑
黏膜小伙伴们

黏膜小伙伴们在工作的时候，
不会笔直地排列在一起，

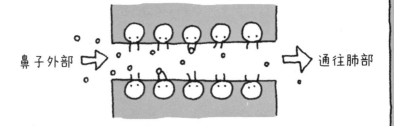

鼻子外部 ⇨　　　　　　　　　⇨ 通往肺部

而是排得歪歪扭扭的。

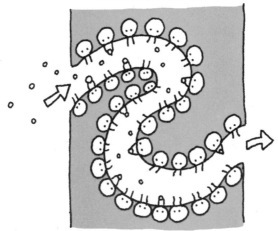

这样黏膜和空气的接触面积最大，
无论是让空气变暖还是除掉细菌，
都能做得更到位！

鼻子的内部结构这么复杂，
是为了更好地完成使命，
给肺部提供适宜的空气。

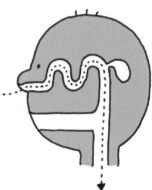

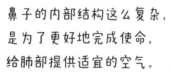

如果黏膜因为某些
原因肿胀肥大，
就会堵住空气
去往肺部的通道。

这就是：

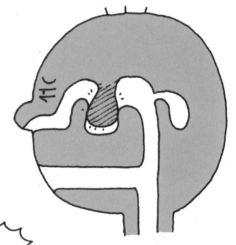

鼻塞

一旦鼻黏膜出现问题，
鼻涕就会比平常多，总是"吸溜吸溜"的。

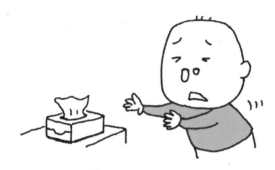

有时候，会觉得鼻子堵住了。
有时候，鼻涕流个不停。
有时候，会一直打喷嚏。

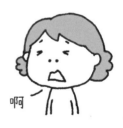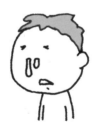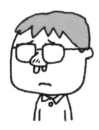

这些问题统称为"鼻炎"。

鼻黏膜肿胀的原因很多很多，
每个人的情况都不一样。

有能弄清原因的
"**过敏性鼻炎**"。

花粉

螨虫或
室内灰尘

宠物的
皮屑等

还有搞不清楚原因的
"**非过敏性鼻炎**"。

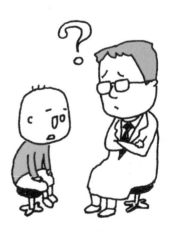

除此之外，鼻炎还分为几天就能恢复的
和一直恢复不了的。

因为感冒而鼻塞，
等感冒好了，
鼻炎也就好了，
这种鼻炎叫作
"**急性鼻炎**"。

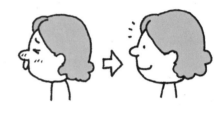

身体其他地方
没有不舒服，
但一直鼻塞，
这种鼻炎叫作
"**慢性鼻炎**"。

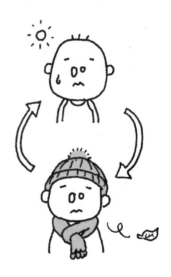

搞不清原因，放任不管也好不了，
一直一直鼻塞，这种鼻炎最麻烦了。

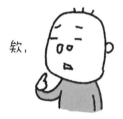

欸，　　　　　这不就是
　　　　　　　我嘛！

重点来了。

"一直鼻塞"

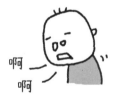

啊
　啊

也就意味着"一直无法正常呼吸"。

"每天都无法正常呼吸"

意味着"每天都没办法好好吃饭",
会给身体带来严重的伤害。

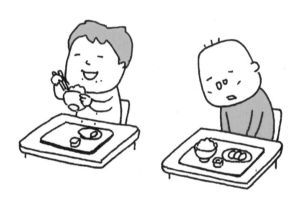

这样看来,**鼻塞会影响到成长发育。**

这可不得了。

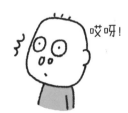

哎呀!

如果鼻塞一直很严重……

晚上喘不上来气，
会醒好几次。
（晚上睡觉的时候，
鼻塞发作得最厉害。）

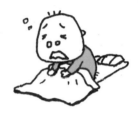

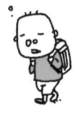

晚上睡不好，
白天就会一直迷迷糊糊的。

总是烦躁不安，
无法集中注意力，
学习自然也跟不上。

因为总是喘不上来气，
体态会变得异常。

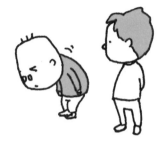

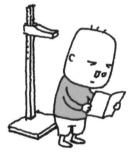

个子长不高。

吃不下了。

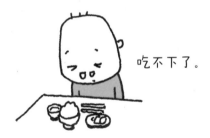

食欲越来越差。

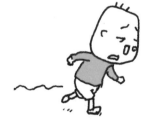

因为身体不舒服，
运动能力也会逐渐下降。

鼻塞对健康还有很多影响……

听着
好可怕啊!

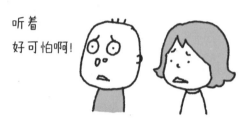

事实就是如此。
除了上面这些不良影响，**还有一个严重的问题**。

觉得自己没有鼻塞的人，
说不定是得了"**隐性鼻塞**"!

唉?

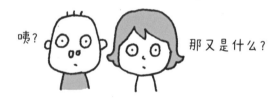

那又是什么?

虽然不觉得鼻塞，
但几乎不怎么用鼻子呼吸，
或者晚上睡着以后才出现鼻塞，
所以根本没意识到自己鼻塞，
这就是"**隐性鼻塞**"。

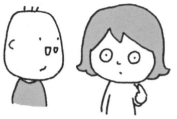

这么说，
我也可能有鼻塞？

没错，"**隐性鼻塞**"也是鼻塞，同样会影响身体健康。

如果你有下面这些情况，
说不定就是"**隐性鼻塞**"哦！

- 没什么原因，
  但总是不自觉地
  张着嘴巴。

- 经常打呼噜。

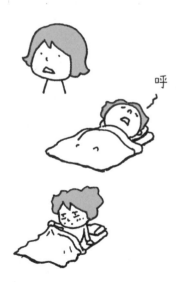

呼

- 有时会尿床。

• 夜里经常惊醒。

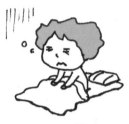

• 睡着时，
  会突然出现呼吸暂停。

呼……

……呼

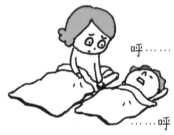

• 吃饭不怎么咀嚼。

啊呜，
啊呜，
咕嘟！

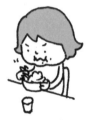

• 早上犯困。

• 下巴短小。

等等……

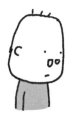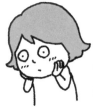

欸，我好像
就是这样。

所以有没有鼻塞，
如果有鼻塞，又严重到什么程度，
如果不好好接受检查，
是弄不清楚这些问题的。

不过这种专业的检查，
并不是随便哪位医生都能做的。

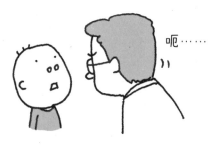

呃……

光是通过鼻孔，
其实看不清鼻子内部的情况。

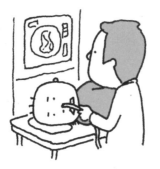

需要借助鼻镜、
内窥镜，

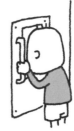

接受 X 光检查、
CT 检查等。

要拍了哦。

你的鼻子里面
是这样的。

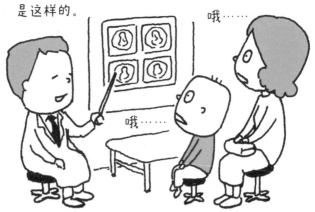

哦……

哦……

现在，除了基础的药物治疗，还有各种各样的
治疗方法，一定能找到适合你的。

还可以选择
手术治疗。

病情这么
严重吗？

手术？

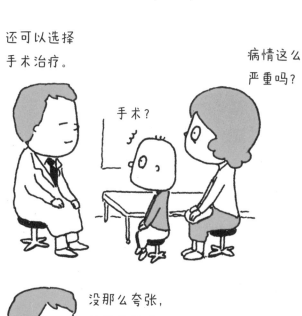

没那么夸张，
虽然是手术……

这些就认真听
耳鼻喉科医生
的建议吧。

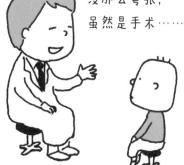

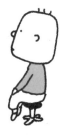

如果从很久以前（说不定从出生开始）
就开始鼻塞，可能会觉得鼻塞很正常。
但其实治好鼻塞以后，
就能畅快地呼吸了。
这种变化非常惊人，
你会觉得每天都和以前不一样了。

举个例子吧！

就像给原来只能从
小孔向外看的人，

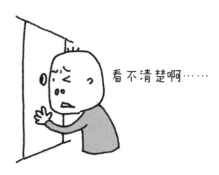

看不清楚啊……

砰地打开了
一扇窗。

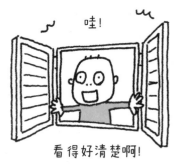

哇！

看得好清楚啊！

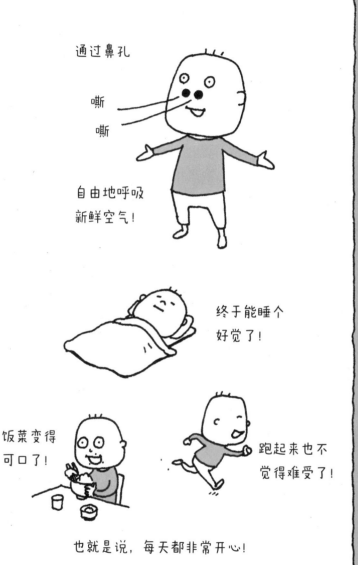

通过鼻孔

嘶

嘶

自由地呼吸
新鲜空气!

终于能睡个
好觉了!

饭菜变得
可口了!

跑起来也不
觉得难受了!

也就是说，每天都非常开心!

所以，不仅是大人，
对成长中的孩子来说，
仔细地做鼻科检查，
必要的话接受治疗，
绝对是件好事！

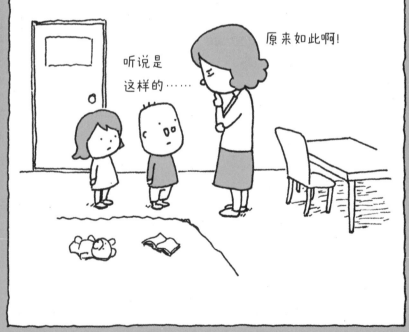

原来如此啊！

听说是
这样的……

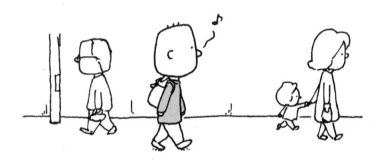

注意，这可能是鼻塞！

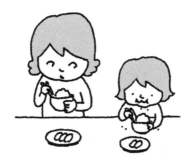

关于鼻子的这些事儿，希望父母都能知道

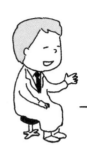

1 你的孩子是不是鼻塞了？

不为人知的鼻塞真相

我从事鼻部疾病的临床工作已经30多年了。近几年在儿童鼻塞方面下了很大功夫，还开设了面向儿童的专科门诊。

这么做是因为从我多年的治疗经验来看，"鼻塞"这一症状对孩子的身体健康影响很大。

鼻子一旦塞住了，就无法顺畅地呼吸，非常痛苦。其实"鼻塞很痛苦"只是鼻塞问题的冰山一角。

接下来，我想聊聊不为人知的鼻塞真相。

我先提个问题吧，爸爸妈妈们听到"鼻塞"会马上想到什么呢？

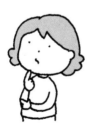

鼻塞是感冒或花粉过敏时会出现的症状?

鼻塞的时候呼吸困难,会非常痛苦?

就算放着不管,鼻塞也能慢慢自愈?

你可能觉得这些都没错。

的确没错。

"鼻塞是感冒或花粉过敏时会出现的症状""鼻塞的时候呼吸困难,会非常痛苦",而且有一部分鼻塞确实"放着不管,也能慢慢自愈"。

但是我在治疗中发现,鼻塞有着不为人知的、非常可怕的另一面。

爸爸妈妈们看到这里是不是心头一紧? 没想到几乎人人都有过的常见症状——鼻塞,居然很可怕! 这绝不是危言耸听,我从很多治好了鼻塞的孩子那里听到过这样的反馈:

鼻塞治好以后,长高了不少。

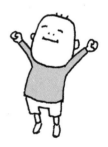

学习成绩提高了。

没那么容易生气了。

变得更爱笑了。

对此，我也很惊讶。

没想到治好鼻塞除了让鼻子能顺畅呼吸之外，还有这么多好处。

最重要的是，鼻塞好了以后，孩子变得开朗又有活力，简直像换了个人。看到这样的变化我很开心，但也背后一凉，开始后怕。

如果没有接受治疗，这个孩子会是什么状态？

"我家孩子的鼻塞没那么夸张。"

一说起鼻塞有多可怕，很多父母都会点头表示赞同。但他们的表情很微妙，就好像这件事和自己毫不相关。

父母们一般会这样说："我家孩子没怎么鼻塞过。虽然偶尔犯鼻炎，但小孩不都这样嘛，也不用特意去看医生吧……"

可是当给这样的孩子做鼻部检查后，往往会发现他们的鼻腔已经变得非常狭窄了，空气难以流通，这是非常典型的鼻塞。

当我问"你鼻塞吗？"，大部分孩子都会摇摇头。可是当我问"你白天会不会犯困呢？""跑步的时候会喘不上来气吗？"，孩子就点头了。这些症状都可能和鼻塞有关。

我把这种不明显的鼻塞，叫作"隐性鼻塞"。

什么是"隐性鼻塞"？

传说中忍者能变化成七种模样，而鼻塞就像忍者一样，白天会藏起来，到了晚上才在黑暗中悄悄现身。鼻塞有时会直接出现，有时会以其他模样现身——乍一看可能和鼻塞毫不相关。

所以就算是临床经验丰富的医生，也可能会忽视鼻塞。而且，和鼻塞有关的知识很多都没有写进医学书里。

很多人都知道鼻塞这种症状，但出乎预料的是大家并不了解鼻塞。我也是在专攻儿童鼻塞之后，才开始关注这个领域。

更麻烦的是鼻塞还很"害羞"，只有在患者感冒或过敏的时候，才会大大方方地现身。其他时候都悄悄地藏了起来，哪怕是患者本人和身边的人也很难发现。

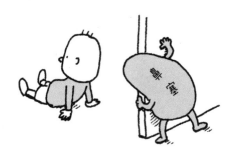

　　很多父母可能都没注意到孩子的鼻塞问题。如果是大人，可能会想着：

　　"虽然没有很明显的鼻塞症状，但总觉得哪里不对劲儿。"

　　"身体状态一直不太好，这究竟是为什么呢？"

　　但对孩子来说，就算是隐约觉得"哪里不太对劲儿"，也没法儿清清楚楚地表达出来，将就着就过了。换句话说，如果一个孩子从记事起就一直鼻塞，那么他可能会觉得鼻塞是一种理所当然的状态，也就意识不到自己"有鼻塞的问题"了。

是不是鼻塞，看看有没有这些症状就知道了！

鼻塞，一般是指"觉得鼻子塞住了"这种自觉症状。

自觉症状意味着"自己觉察到鼻子塞住了"。

但这对孩子来说非常困难。

尤其是很多年龄小的孩子，就算感到很痛苦、很难受，也没能力用语言形容自己的感受。而且有时候鼻塞引起的症状看起来和鼻塞本身毫不相关。

所以，希望爸爸妈妈们能从以下 4 个方面检查一下孩子有没有鼻塞相关症状：睡眠状态、白天的状态、心理状态、身体状态。

首先从"睡眠状态"开始。你家孩子睡觉时是什么样子的呢？

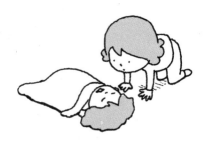

- 张着嘴睡觉吗？

- 打呼噜吗？

- 磨牙吗？

- 会呼吸暂停吗？

- 频繁地翻身吗？

- 半夜会惊醒吗？

- 明明已经是小学生了，却还尿床？

这里的"张着嘴睡觉"不是说嘴巴张得很大才算，就算是微微地张开嘴，也需要注意。

然后来看看，孩子白天的状态是什么样的呢？

- 早上起床时呆呆的，有时还会闹脾气？

- 白天会张着嘴呼吸吗？

- 白天总是犯困吗？

- 注意力经常不集中，或者集中的时间很短吗？

如果孩子在上学，也可以问问班主任："孩子白天会打瞌睡吗？""上课的时候，一直在认真听讲吗？有没有东张西望呢？"如果有人说孩子可能患有"ADHD"（注意缺陷多动障碍），说不定也和鼻塞有关。

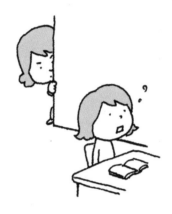

除此之外，也要检查一下孩子的心理状态。

- 表情呆板吗?

- 是否焦躁易怒呢?

- 叛逆吗?

- 总是坐立不安吗?

最后检查孩子的身体状态。

- 运动的时候会喘不上来气吗?

- 经常用纸巾擤鼻涕吗?

- 吃东西的时候会不会呼吸困难,经常不好好咀嚼就把食物吞下去呢?

- 对气味不太敏感吗?

- 下巴短小,牙齿也不整齐吗?

- 个子长不高吗?

- 是不是弯腰驼背,体态不佳呢?

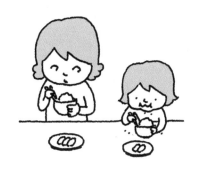

这些症状中,有"白天张着嘴呼吸""运动的时候喘不上来气""经常用纸巾擤鼻涕"这些一看就和鼻塞有关的,也有"注意力不集中""总是犯困""表情呆板""个子长不高""体态不佳""尿床"这些乍一看和鼻塞没什么关系的。

对于儿童鼻塞,我治疗和研究得越多,就越深刻地感受到:"鼻塞,不仅仅是鼻塞。"一开始也许是单纯的鼻塞,但慢慢就会给孩子的身心带来负面影响,表现为各种各样的病症。这给正在成长发育中的孩子带来的危害是无法估量的。

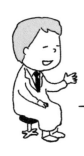

2 一起来认识鼻子吧!

鼻塞的原因

我再问个问题,你觉得鼻塞的诱因是什么呢?

• 因为花粉过敏或感冒,鼻黏膜肿胀了?

• 因为花粉过敏或感冒,就算病好了,鼻黏膜也会变得更容易肿胀?

• 体质原因导致鼻黏膜总是肿胀?

没错,这些回答全部正确。鼻塞几乎都是由鼻黏膜肿胀引起的。从脸部正面看,鼻孔小到只能勉强塞下一根手指,但鼻子内部有一个长宽数厘米的大房间。如果这个房间里的壁纸——黏膜都肿起来的话,房间就会变得逼仄,空气也难以流通，这就会导致鼻塞。我后面会解释鼻黏膜为什么会肿胀，现在先来说一说鼻子内部是什么样的！

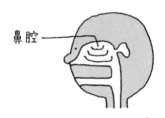

鼻腔

鼻子的构造

"鼻腔"并不是个简单的空间，内部两侧壁分别向中间伸出 3 ～ 4 个像羽毛一样的突起，形成层层叠叠的结构，这种突起被称为"鼻甲"。有了鼻甲，鼻黏膜和空气的接触面积增大，就能更高效地调节空气的温度和湿度。

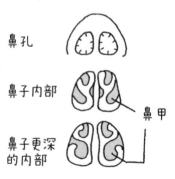

鼻孔

鼻子内部

鼻甲

鼻子更深
的内部

另外，鼻腔外侧壁上有几个小孔（自然口），往孔里看，能看到很多洞穴一样的空间，这就是"鼻窦"，是在面部骨骼中形成的孔洞。有些孔洞的深处还有孔洞，就像钟乳石洞一样。这些孔洞大致可以分为上颌窦、筛窦、额窦、蝶窦这4类。

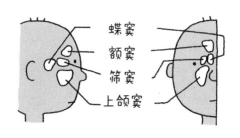

不论是鼻腔还是鼻窦，都被一整块黏膜覆盖着，就像在一张纸的褶皱里一样。也就是说，鼻孔深处的这些空间，都是连在一起的。

鼻子的功能

鼻子有两大功能：一是吸气和呼气，这是作为呼吸器官的功能；二是感知气味，这是作为感觉（嗅觉）器官的功能。如果用纸巾塞住鼻子，就没法儿呼吸，也闻不到气味了。

这两种功能都很重要，但是和维持生命有直接关系的功能，是作为呼吸器官的功能。如果这一功能出现了问题，身体就无法获取充足的氧气了。

吸气时，从鼻子吸入的氧气首先进入肺部，然后随血液循环被运送到细胞内部。细胞内部还有从食物中获取的营养物质，氧气会和这些营养物质结合产生能量。就像用火柴（氧气）把木头（营养物质）点燃，就会产生火焰（能量）一样。

没有氧气，就点不着火；没有呼吸，体内的细胞就无法工作。

就像燃烧木头会产生灰烬一样，呼吸作用产生能量的同时，二氧化碳和水会作为废物留下来——我们都想尽早收拾掉废物吧。而且二氧化碳这种废物如果长时间在体内堆积，就会产生化学反应，生成活性氧。活性氧会加速身体老化，所以更要尽早把废物清理掉。我们呼气，其实就是在排出不需要的二氧化碳。

吸气然后呼气，这就是"活着"。通过鼻子呼吸，我们的身体得以获取生存所必需的氧气。

"用嘴巴不是也能呼吸吗？"

有时候会听到这样的说法。

确实，用嘴巴也能获取氧气，但这会引发种种问题。

就像刚刚说过的，呼吸最重要的目的是获取身体所必需的氧气。但口呼吸会降低获取氧气的效率，而鼻子所具备的以下功能，能确保更有效地获取氧气。

"鼻子的重要功能"包括：

1. 隔绝空气中的灰尘和细菌等有害物质。

2. 无论外界环境如何，都能帮助保持肺部环境稳定。

3. 活跃肺部运动，增加进出肺部的空气量。

4. 增加流经肺部的血液量，促进氧气进入血液。

首先，来说说第 1 点。

晴天的时候，你是不是会看到很多闪闪烁烁的东西浮在空气中？这是空气中的灰尘在光照下发光。除了灰尘，空气中还飘浮着花粉、细菌和病毒等颗粒。

说句题外话，天冷的时候呼出来的气会变成白色的，对吧？这是因为呼出来的水蒸气遇到冷空气凝结成了水滴。但是，在比日本冷得多的南极，嘴巴呼出来的气却不会变成白色。你知道这是为什么吗？因为南极的空气中几乎没有灰尘。而水蒸气变成水滴需要凝结核，南极没有能充当凝结核的灰尘，水蒸气就不会变成水滴，呼出来的气也就不会变成白色了。

言归正传。我其实是想说，在我们生活的空间，空气里飘浮着很多东西。如果把这些空气直接吸入肺里，可就麻烦了。肺部组织非常脆弱，就算是灰尘、花粉、细菌和病毒这些肉眼平常看不见的小东西，也会给肺部带来伤害。这样一来，吸入肺部的空气也就无法顺畅地进入血管中了。

鼻子内部是一个神奇的世界。有鼻毛，有覆盖着鼻黏膜的黏液，黏液层上还长有 5 微米长的绒毛（鼻纤毛）。它们全体出动，阻止灰尘、花粉、细菌和病毒等颗粒进入肺部。

空气中的颗粒首先会被鼻毛捕捉，通过鼻毛的颗粒会被黏液层粘住。黏液层上的鼻纤毛会以每分钟 6 毫米的速度，像传送带一样不停地运送颗粒。就像很多人排成一列，举起手把球朝着某个方向传递一样。通过这个动作，黏液层捕捉到的颗粒会和黏液一起被送进胃里，再由胃酸做无害化处理。

　　最终能进入肺部的都是很小很小——直径小于 1 微米的颗粒。而引起花粉症的花粉颗粒直径为 20 ～ 40 微米，所以无法突破"门卫"鼻毛和黏液层的阻挡。你发现了吗，空气进入肺部的门槛其实很高。

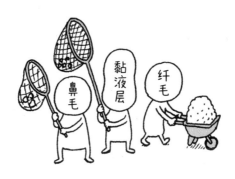

　　第 2 点也可以说是鼻子承担着"空调"的作用。鼻子吸入的空气会被送进肺部，但无论是在 -10℃ 的寒冷地区喘气，还是在灼热如地狱般的地方深呼吸，进入肺部的空气都会被调节到和肺部环境相近的温度和湿度（温度 37℃，湿度 100%）。

空气进入鼻子后，会在极短的时间内通过鼻腔——就像发出"啊"的一声那么短暂。为什么在这么短的时间里，就能调节好温度和湿度呢？你不觉得这很神奇吗？

这种惊人技能的关键，在于鼻腔中被称为鼻甲的多个突起。有了鼻甲，覆盖着鼻腔的黏膜面积就可以达到鼻腔侧面积大小的 4 倍。也就是说，大量的鼻黏膜在和空气接触的同时，都完美地收纳在鼻子里。所以，鼻子才能在极短的时间内调节空气的温度和湿度。

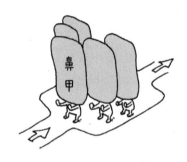

第 3 点和第 4 点是鼻子的"远程作用"。也就是说，鼻子参与了肺部吸收氧气的过程，我来详细说明一下这个原理吧！

比起口呼吸，用鼻子呼吸，无论是呼吸次数还是进出肺部的空气量（换气量），都会有所增加。如果往鼻子里喷局部麻醉药，这种呼吸促进作用就会消失。所以我们认为，鼻黏膜上有传感器，这种传感器会引起神经反射，使肺部更活跃。

　　另外，鼻腔和鼻窦的黏膜会产生大量的一氧化氮，它可以扩张肺部血管，将吸入肺部的空气中的氧气以更高的效率转移到血管内。吸入一氧化氮作为应对重症呼吸衰竭的新型吸入式疗法备受关注。通过鼻子呼吸，可以得到与吸入式疗法相同的效果。也就是说，通过鼻子呼吸，可以促进肺部吸收氧气。

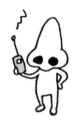

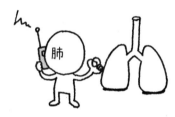

最重要的问题是什么？

　　说到"作为呼吸器官的功能"，就想到还有用嘴巴的"口呼吸"。就算鼻孔里塞着纸巾，但只要张开嘴巴，就能嘶哈嘶哈地呼吸了。

"就算鼻塞了也能用嘴呼吸，这样不就没问题了吗？"

现在明白了吧？鼻子"作为呼吸器官的 4 个功能"，都是为了让身体更高效地吸收空气中的氧气。但口呼吸时，空气通过的喉咙并没有这些功能。

换句话说，我们的身体依靠氧气存活，而这要仰仗鼻子的呼吸功能——鼻子能高效地吸入和利用氧气。鼻塞引起的问题中，最严重的就是鼻子无法发挥呼吸器官的功能，将氧气吸入体内。

这也是我们考虑鼻塞问题时，最重要的一点。

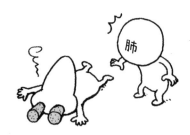

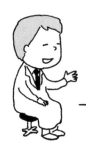

3 引发鼻塞的疾病

鼻炎

鼻塞是由鼻黏膜肿胀,鼻腔变窄引起的。而黏膜肿胀是因为有炎症,这种状态就是"鼻炎"。

鼻炎中最具代表性的是病毒感染时出现的"急性鼻炎",以及花粉、室内灰尘等被称为过敏原的物质引发的"过敏性鼻炎"。还有一种鼻炎被称为"非过敏性鼻炎",虽然和过敏性鼻炎的症状一模一样,但在检查的时候无法确定致敏物(过敏原)。

为孩子鼻塞而担忧的日子,除了孩子感冒时,应该就是花粉季了吧?看到孩子鼻塞难受、"阿嚏阿嚏"不停地打喷嚏，实在是太让人心疼了。

但等到花粉季一过去，孩子打喷嚏和鼻塞的症状得到缓解，爸爸妈妈们是不是就松了一口气？越是这种时候，我越希望大家注意孩子的鼻塞问题。

有过敏性鼻炎的人，不限于孩子，只要接触了过敏原（花粉、室内灰尘等），黏膜的炎症就会加重，鼻塞也会恶化。反之，如果避免接触过敏原（比如在花粉季，花粉传播得到控制后），黏膜的炎症就会减轻，鼻塞症状也会变得没那么明显。

注意到我刚才的说法了吗？"炎症加重""鼻塞恶化""炎症减轻""鼻塞症状变得没那么明显"。我想说的是，这些变化意味着鼻塞症状原本就有，只是暂时变得更严重，然后又暂时得到了缓解。

有些人确实只有在花粉季才会犯鼻炎，但多数情况下，是因为鼻子本来就有轻微的炎症，花粉季的时候炎症加重，花粉季一过炎症就减轻了。说实话，我们很难区分一过性鼻炎和慢性鼻炎。就算是一过性的，但如果反复发作，最后变成慢性鼻炎的也不在少数。

无论是否过敏，出现炎症的黏膜都有一个共同的特征，那就是鼻塞的情况经常有很大变化。有时候右边堵，有时候左边堵，有时候连堵几个小时，有时候又持续通畅几个小时。还有些时候，白天一点儿也不鼻塞，到了晚上才鼻塞，这就是前面提到的"隐性鼻塞"。

　　为什么会有这样的变化呢？我来简单说明一下原理。
　　鼻黏膜中存在一种被称为"容量血管"的血管网，它能储藏大量血液。这种血管网会对交感神经和化学传递物质作出反应，像海绵一样膨胀或收缩，以控制黏膜的厚度。

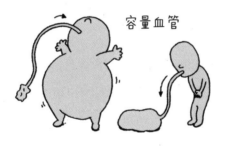

容量血管

　　即使是健康的人，每隔几个小时，左右鼻腔的黏膜也会交替肿胀，这种生理现象被称作"鼻循环"。这是容量血管伸缩性左右移动引起的，也被认为是鼻子左右交替工作和休息的结果。另外，睡觉的时候，头部和心脏的水平高度接近，血液比醒着的时候更难回流，黏膜也会因此肿胀。

如果得了鼻炎，容量血管的伸缩性会减弱，对交感神经的刺激和化学传递物质的反应会更迟钝。所以，健康人身上原本正常的鼻黏膜变化，在鼻炎患者身上会根据炎症的程度放大表现出来。所以哪怕是白天不觉得鼻塞的人，到了晚上也会开始口呼吸、打呼噜或者出现呼吸暂停。

认为"我家孩子是过敏性鼻炎"的父母们，会不会因为"过敏性"这几个字，忽略了孩子真正的痛苦？

慢性鼻窦炎

我在"鼻子的构造"这一节中也提到过，鼻腔周边被骨头包围着的孔洞叫作鼻窦，鼻窦通过鼻腔壁上的小孔（自然口）与鼻腔相连，透过小孔进行空气交换。

慢性鼻窦炎，顾名思义，就是发生在鼻窦处的慢性炎症。大部分患者都是因为鼻塞问题来就诊的。

正如我多次提到的，鼻塞之所以会引起口呼吸，是因为鼻腔黏膜发炎，空气通道变窄而无法使充足的氧气进入肺部。仅仅是鼻窦发炎很难引起鼻塞，我认为大部分慢性鼻窦炎都是鼻炎引起的继发性炎症。

我这样想是有原因的。通过 CT 仔细检查会发现，大部分慢性鼻窦炎患者鼻腔周围的黏膜已经肿胀，和鼻窦连着的小孔也变得非常狭窄。再仔细一问，发现很多患者都和我预想的一样，有"隐性鼻塞"的症状，比如睡觉的时候会打呼噜、口呼吸，早上起床的时候嗓子特别干，等等。另外，鼻窦炎发作的位置和炎症的程度也会随时间推移而发生变化。

这样看来，慢性鼻窦炎大部分是因为鼻炎引起鼻黏膜慢性肿胀，使通向鼻窦的自然口变得狭窄，出入鼻窦的空气受阻而产生的。所以我认为，对改善鼻塞来说，只治疗慢性鼻窦炎是远远不够的。

我介绍了引起鼻塞的典型鼻部疾病，最想强调的是："你家孩子是否能好好地用鼻子呼吸？有没有用嘴呼吸呢？请把这件事放在第一位来考虑。"即使好不容易接受了治疗，但如果鼻塞问题没有得到改善，就仍然无法消除孩子的痛苦。

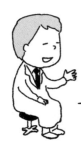 可怕的鼻塞

天壤之别

读到这里，你对鼻塞的看法是不是有了不少变化？

我们来回顾一下：

- 有些鼻塞爸爸妈妈们注意不到。

- 孩子往往意识不到自己鼻塞。

- 鼻塞除了让人呼吸困难，还有很多其他危害。

- 鼻塞引发的口呼吸是个大问题。

- 治疗鼻部疾病的关键在于"解决口呼吸＝消除鼻塞"。

这就是我前面讲到的。

在与鼻塞患儿接触的过程中，每次我都能强烈感觉到孩子们的表情在治愈鼻塞后有了巨大的变化——有些孩子甚至会有180度的大转变。鼻塞治好了，脸上就有了神采奕奕的笑容。直到这时我们才明白，孩子以前承受着连自己和身边的人都没有意识到的巨大压力。

一个8岁的男孩治好鼻塞后，家长说孩子尝试了很多以前从没做过的事。比如用鼻子笑、用鼻子哼歌。孩子看起来特别开心，经常突然用鼻子哼哼地笑，还会凑近栀子花说："好香啊！"

这个孩子从出生就几乎没用鼻子呼吸过，接受治疗前他还问过家长："我们是用嘴巴呼吸的吧？"对一直口呼吸的他来说，这已经是常态了。

念叨着"我3岁的儿子因为鼻塞睡不着，得想想办法啊"而来医院的妈妈说："从接受治疗的那天起，生活发生了翻天覆地的变化。"

听说在此之前，这位妈妈会在睡前和半夜按住哭闹不止的孩子，往鼻子里滴药。

估计是因为睡眠不足，孩子总是烦躁不安，动不动就发脾气。但接受治疗后，晚上睡觉时从口呼吸变成了鼻呼吸，不仅能一觉睡到天亮，睡醒以后也不闹了，而是自己开开心心地玩玩具。

这位妈妈还说："我真的真的很高兴，之前一看孩子的脸，就为他的未来感到担忧，愁得不行。现在这些都成了过去，家里的气氛也变得轻松多了。"

还有很多爸爸妈妈说：

"孩子晚上睡得更安稳了。"

"早上不发呆了。"

"白天不犯困了。"

"一下子就长高了。"

"本来不怎么爱看书，现在开始爱看书了。"

"上课的时候能静下心了。"

"以前总是玩电子游戏，现在爱踢足球了。"

"运动的时候没那么容易喘不上来气了。"

"不会总烦躁不安了。"

"不爱发脾气了。"

其中，有些被诊断患有 ADHD 和夜尿症的孩子，在接受鼻塞治疗以后，症状也得到了极大改善，有些孩子的症状甚至完全消失了。我做了 30 多年鼻科医生，但这种让我"大开眼界"的病例还是一个接一个地出现。

具体来说，鼻塞会带来什么样的危害呢？我来列举一下吧。

妨碍下颌和胸廓发育

一旦鼻塞，身体就无法充分摄取生存所必需的氧气量。为了弥补不足的部分，就会开始口呼吸。口呼吸是个大问题，如果孩子由于鼻塞总是被迫张着嘴呼吸（口呼吸），会严重危害身体发育。

一是颌骨发育迟缓。这在"堵住鼻子的猴子"实验中也得到了证实。① 口呼吸会导致颌骨停止发育，而颌骨又是牙齿发育的基础。颌骨小会导致牙齿排列不齐，进而影响咽喉发育，孩子长大后更容易患睡眠呼吸暂停综合征。这是一种在睡眠

---

①20 世纪七八十年代，美国正畸医生哈沃德做过一个实验，他将两批猴子作为实验对象，其中一批用硅胶堵住鼻子，只能用嘴呼吸。经过半年左右的观察，发现这批用嘴呼吸的猴子面部有了极大的改变，它们的牙弓变窄、牙齿歪斜、嘴巴变大。当时间拉长，这些改变愈加明显，这些猴子的面部变长了，下巴松垮，连目光都开始涣散。

时反复出现呼吸停止的疾病，不仅会导致白天犯困、容易疲劳、头痛等问题，还是猝死的原因之一。

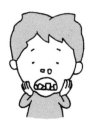

下巴短小，牙齿不齐

二是影响体态。因为张开嘴巴喉咙会变窄，为了让空气更好地流通，就需要以含胸伸头的姿势来呼吸。如果从小就一直是这种姿势，等身体发育成熟之后，也很难改成正确的姿势。胸廓也会比较小，呼吸肌发育迟缓，孩子也就不擅长运动。

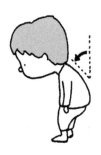

睡不好

感冒或者花粉季的时候，因为鼻塞睡不好觉的经历几乎每个人都有过吧。不通气，特别痛苦。因为要用嘴巴呼吸，嘴一直张着，非常渴，嗓子也干涩得难受。有位患者甚至和我说：

"我特别害怕晚上。"

这位患者被鼻炎困扰了 40 多年，做过两次鼻部手术都没能缓解鼻塞，而且症状一年比一年严重。晚上睡觉的时候只能用嘴呼吸，因为呼吸困难和异常口渴，他每天晚上都会醒好几次，长期睡眠不足，特别烦恼。

鼻塞严重的话就睡不好觉，我想大家能理解这种痛苦。很多研究也表明，睡眠障碍和鼻塞有关。

比如，2005 年美国的一项调查显示，一整年都患有慢性鼻炎的"常年性过敏性鼻炎"患者中，70% 都自觉有睡眠障碍。另外，花粉过敏等"季节性过敏性鼻炎"患者中，51% 自觉有睡眠障碍。

另外，2009 年的一项调查报告了 3 件事：

首先，成人过敏性鼻炎患者最大的负担就是睡眠障碍。

其次，40% 的儿童过敏性鼻炎患者有睡眠不足的问题及相关症状。

另外，83% 的非过敏性鼻炎患者有睡眠障碍。

也就是说，不管是大人还是孩子，不论是过敏性鼻炎还是非过敏性鼻炎，许多慢性鼻炎患者都有睡眠相关的烦恼。

曾经也有人做过这样的实验：人为地把健康的人的鼻子堵起来——也就是故意制造鼻塞的状态，会发生什么呢？结果发现，所有实验对象都出现了睡眠障碍。另外，在鼻炎治疗中会使用类固醇滴鼻剂。对比使用滴鼻剂和安慰剂①的两组实验对象就会发现，使用滴鼻剂的患者睡眠障碍有明显改善，白天也没那么容易犯困。这意味着"使用正确的方法治疗鼻炎，能有效缓解睡眠障碍"。

你有没有想过鼻塞和睡眠障碍有关呢？是不是连听都没

---

① 给予实验对象外形与药剂相似但并无实际疗效的模拟药物，在心理上暗示实验对象，以判断病症与心理状态的相关度等。安慰剂也用于实际医疗，以提高患者正向预期，促进康复。

听过？这也是理所当然的。因为鼻塞和睡眠障碍之间的联系，目前还没引起人们的广泛关注。就算是医生，也未必了解。

但最近情况正在发生变化，这是因为睡眠障碍逐渐成了全社会关注的问题。有新闻报道，睡眠呼吸暂停综合征患者在开车时打瞌睡，引发了严重的交通事故。另外，同时期发表的"鼻塞和睡眠障碍间关系"的研究结果，也起到了很大的作用。具体的研究内容我前面已经介绍过了。

鼻塞引起的呼吸停止——睡眠呼吸暂停综合征

睡觉的时候打呼噜、呼吸暂停都是"睡眠呼吸障碍"的表现。其中最严重的情况被称为"睡眠呼吸暂停综合征"。

很多父母可能觉得大人才会得这种病，其实孩子也会。

引起睡眠呼吸暂停综合征的常见原因有几种，大人一般是因为肥胖，孩子一般是因为腺样体和腭扁桃体肥大。这些原因的共同点是，作为空气通道的咽喉部位变得狭窄。

鼻塞为什么会引起睡眠呼吸障碍呢？这也和口呼吸有关。

因为张开嘴的时候舌头会垂到喉咙深处，同时，紧张的喉部肌肉会放松，导致喉部变窄。

如果原本就因肥胖或者腭扁桃体肿大而喉咙狭窄，再加上张开嘴呼吸，喉咙就更狭窄了。空气从这里勉强通过，会引起喉部组织振动，发出鼾声。如果喉咙完全闭合，呼吸也就暂停了。也就是说，喉咙本来就窄的人，再加上鼻塞引起的口呼吸，睡眠中就会出现呼吸障碍。

但是，有些人明明不肥胖，腭扁桃体也不大，为什么还会出现睡眠呼吸障碍呢？还有人甚至已经做手术切除了腭扁桃体，可睡眠呼吸障碍的症状还是没有缓解。

那么，这些患者身上还有什么问题？果然，还是鼻塞。我们回到前文所说的"口呼吸引起睡眠呼吸障碍"。为什么会用嘴呼吸？没错，是因为鼻塞！

就算没有鼻塞，下巴的肌肉放松下来，是不是也会引起睡眠呼吸障碍呢？虽然有人提出这一点，但目前还没有充足的证据。

不过，有研究表明，健康的人躺着用鼻子呼吸时，空气通过喉咙的阻力，不到口呼吸时的一半。也就是说，只要鼻子没问题，就不会采用"口呼吸"这种增加空气通过喉咙阻力的呼吸方式。

想知道有没有睡眠呼吸障碍，用"是否打鼾"来判断最简单。

呼噜、呼噜、呼噜的鼾声响个不停，突然鼾声没了，呼吸也暂停了。过一会儿，又开始呼噜、呼噜地打鼾了。除此之外，如果白天犯困、起床时头疼、总觉得睡不踏实、夜里要跑好几趟厕所，那很可能是患有睡眠呼吸暂停综合征。

现代人睡眠障碍的主要原因，就是睡眠呼吸障碍和失眠。半夜睡不好，白天当然会犯困。孩子的话，白天上课就容易打瞌睡，活动量也会减少，看起来总是心不在焉。

如果对这种病置之不理，未来患高血压、心绞痛、心肌梗塞、脑血管疾病和糖尿病等疾病的风险也会增加。

比白天犯困更可怕的事

我们按"鼻塞→口呼吸→睡眠呼吸障碍→睡眠障碍"这

个顺序梳理了一遍。接下来，我们再说说鼻塞引起的睡眠障碍会给大脑和身体带来哪些影响。

人的大脑一般在 12 ~ 14 岁的时候发育成熟。在此之前，可以说是睡眠塑造了大脑。如果在大脑发育的儿童时期对睡眠障碍置之不理，就很可能造成无法挽回的严重后果。

现在已经有很多报告指出睡眠障碍会给孩子带来危害。

具体危害有：

• 注意力下降。

• 学习能力低下。

• 易怒、攻击性强。

• 情绪不稳定。

• 经常没什么目的地动来动去。

• 智力发育迟缓。

......

看到这些，不少爸爸妈妈都吓了一跳吧！孩子的睡眠障碍带来的影响，竟然都会表现为与大脑相关的症状。

鼻塞导致了睡眠障碍，睡眠障碍引起的危害也随之而来，这样想一想，是不是毛骨悚然？你一定也想尽早切断这个负面的连锁反应吧。

大脑功能下降——成绩提不起来

对大脑发育成熟的大人来说，睡眠最重要的作用就是"让大脑休息"。但是对大脑正处在发育阶段的孩子来说，睡眠的作用是"塑造大脑"。换句话说，在 12 ～ 14 岁大脑完成发育之前，高质量的睡眠对智力发展至关重要。

如果睡眠不足，大脑就会一直处于工作状态，感到疲惫，功能也会下降，这对额叶和顶叶的影响尤其大。对睡眠不足的人进行脑部检查，会发现多数都有脑供血不足的情况。

额叶和顶叶是人类在进化过程中逐渐发展起来的大脑部位。与猴子等其他哺乳动物相比，这两个部位在人类大脑皮层中所占的比例极大。也就是说，它们是与"人性"高度相关的重要部位。如果要像人一样生活，额叶和顶叶的功能必不可少。说得夸张一点儿，正是为了让额叶和顶叶充分发挥作用，人类才有了"睡眠系统"。

如果睡眠不足，可能就没办法活得像个人。

与学习相关的前额叶联合区（额叶的一部分），是负责工作记忆的区域。工作记忆也被称为"短时记忆",涉及从几秒到几个月的"近期记忆"。除此之外,前额叶联合区还负责注意力、专注力、认知、推理能力、判断力、执行力、情感、动机等等。

这里有一些专业术语,可能不太好理解。

"认知"是指能主动感知到某个事物,并对其是什么进行判断和解释。

"执行力"是指计划、决策和解决问题的能力。

"情感"是指恐惧、惊讶、愤怒、悲伤、喜悦等激烈且短暂的情绪。"动机"是指做某件事的意愿和动力。仔细想想,这些确实都和"人性"有关。因此对人类来说,额叶是拥有多项至关重要功能的最高级中枢。

睡眠不足的话,首先前额叶联合区的功能会下降,具体表现为注意力涣散、情绪不稳定、没有干劲儿……另外,记忆也会出现障碍。目前为止对学龄儿童进行的所有调查都表明,睡眠不足和学习成绩不理想密切相关。所以对孩子来说,有充足的睡眠激活前额叶联合区,学习能力才能有所提升。

刚才也说过,打鼾和睡眠呼吸暂停综合征等睡眠呼吸障碍，与失眠一样，是影响现代人睡眠质量的主要原因。有研究表明，和不打鼾的孩子相比，睡觉打鼾的孩子学习成绩较差。

尤其是 6 岁以下就开始打鼾的孩子，就算到了 13 ~ 14 岁，这种不良影响也在持续。学龄前的慢性睡眠障碍很可能会影响大脑的发育，一直影响孩子的学习能力。

孩子的成绩上不去，跟不上学习进度，可能和鼻塞有关。如果真的是因为鼻塞，就请尽快采取措施，千万别耽误孩子的未来。

如果你觉得孩子有 ADHD

ADHD（注意缺陷多动障碍）是一种神经行为障碍，主要表现为注意力不集中、容易分心、粗心健忘的"注意力欠缺"，安静不下来、坐立不安的"过度活动"，以及想到什么就干什么、不假思索、不顾后果等"行为冲动"。

其实，不少鼻塞的孩子，父母和身边的其他人都以为他得了 ADHD。

正如前文所说，额叶和顶叶是与"人性"关系最紧密的大脑部位。如果额叶和顶叶的功能下降,不仅学习会出现问题,还会出现和 ADHD 类似的症状,比如注意力不集中、容易分心、健忘、多动、静不下心来、想到什么就不顾后果马上行动等等。

很多爸爸妈妈可能没想到,鼻塞和注意力不集中有关系吧。

另外,额叶还有产生情感和动机的功能。如果你家孩子喜怒无常或情感淡漠、爱发脾气、干什么都提不起精神,很可能是因为鼻塞。和学习能力一样,鼻塞影响大脑发育,还会影响人格的形成。

之前有位 6 岁的患者男孩,从 4 岁左右开始很明显地用嘴呼吸,睡着的时候打鼾严重,有时候呼吸还会暂停。

这位患者之前在医院开了用于治疗过敏性鼻炎的类固醇滴鼻剂和抗过敏药,但都没什么效果。后来又去了一家医院,在儿科开了支气管扩张贴,遵医嘱每晚都贴着睡觉,以缓解睡眠时的痛苦。

查看了男孩的鼻子,我发现他处于重度鼻塞状态。男孩的妈妈说,孩子夜里经常呼吸暂停。检查后发现,男孩呼吸暂停的最长时间居然有23秒。和男孩本人以及他的父母聊过之后,他们决定接受手术治疗。

手术后,孩子睡眠中的呼吸暂停、打鼾等症状完全消失了,不会经常翻身了,起床气也没有了。除此之外,男孩挑食的情况少了,饭量也增加了。现在不怎么发脾气,学习时专注力也提高了。

"班主任老师也说,这孩子以前坐15分钟左右就开始扭来扭去,现在好多了。"听到男孩的妈妈这样说,我作为主治医生简直太高兴了。

激素分泌不足——个子长不高

睡眠呼吸暂停综合征等睡眠障碍会降低大脑功能,影响脑部发育。这种打击已经够大了,但还有一个问题,那就是睡眠障碍还会导致激素分泌不足。

部分激素的分泌受下丘脑和脑垂体控制,主要在睡眠时分泌。其中就有跟长高、修复伤口和肌肉、消除疲劳有关的生长激素,还有抑制夜尿的抗利尿激素。这些激素在深度睡眠时才能分泌。如果因为鼻塞睡不好,就无法分泌足够的激素了。

经常听人说，鼻塞好了，孩子一下就长高了。这也是因为生长激素开始正常分泌了。

尿床的问题也一样，可能就是因为抗利尿激素分泌不足，所以明明已经过了尿床的年龄，却还在尿床。

"你怎么又尿床了！"下次在训孩子前，先检查一下他是不是鼻塞吧。

不擅长运动

睡眠障碍会降低大脑功能，进而妨碍大脑发育。除此之外，还会影响激素分泌，导致个子长不高、长期尿床等问题。

我讲了不少鼻塞对孩子身心的伤害，这些一定超出了爸爸妈妈们的想象吧。

但关于鼻塞带来的影响，还有一些没有说到。比如对孩子运动能力和嗅觉的影响。

经常听到鼻塞孩子的父母说，"我家孩子不擅长运动""经常在家发呆""总是窝在家里无所事事"。

我有时候会在心里念叨，真的是这样吗？因为那些曾经说"我家孩子不擅长运动"的爸爸妈妈，经常会在孩子治好鼻塞后惊讶地告诉我："没想到孩子跑起来这么有活力！真是大吃一惊。"这样的例子并不少见。

孩子不擅长运动，很可能跟睡眠不足导致的脑功能低下以及血液中氧气浓度不足有关。

睡眠不足会严重影响额叶和顶叶的功能，而运动功能又和顶叶联合区（顶叶的一部分）密切相关。而且顶叶联合区会根据身体的感觉信息判断空间位置，执行复杂的动作。如果睡眠不足，这部分功能就会下降，也就很难判断三维物体的上下、远近并进行视觉跟踪，而这些对于运动来说必不可少。

口呼吸无法在短时间内高效获取身体所必需的氧气，所以孩子就像被迫在氧气稀薄的高海拔地区运动一样。长期来看，口呼吸造成的胸廓和呼吸肌发育障碍，也会导致运动时无法进行有力、有效的呼吸。

嗅觉不灵敏

几乎每个人都有过因为鼻塞闻不出食物味道的时候吧？

慢性鼻炎发作的时候，黏膜发炎肿胀，空气难以进来。如果分布着嗅神经的地方也肿了起来，那么随空气一起传输的气味分子也进不来，嗅神经什么都感知不到。这样一来，无论面前摆着什么，都闻不出气味了。

闻不出气味，就没办法开心地吃饭。吃什么味道都一样，自然觉得味同嚼蜡。经常听人说，舌头的记忆是在 3 岁前建立起来的，如果在此之前有鼻塞，请一定好好治疗，好把各种美食的味道都记下来。

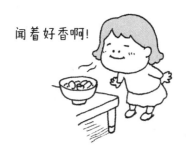

闻着好香啊!

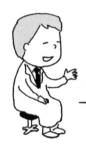

5 鼻塞可以治愈

鼻塞会影响孩子的一生

读到这里的爸爸妈妈们，对鼻塞的认识一定有了天翻地覆的变化吧？判断是否鼻塞的关键在于是否用嘴呼吸。你家孩子晚上睡得好吗？如果孩子夜里打鼾严重，要醒好几次，很可能就是鼻塞引起了口呼吸，从而导致了睡眠障碍。

如果不知道怎么判断，请参考第 1 章中提到的检查项目。大部分孩子都意识不到自己鼻塞，所以请爸爸妈妈们一定多多注意。

正如我在前面说过的，鼻塞不仅会影响孩子的现在，还会影响他的未来。比起大人，鼻塞给孩子的身心带来的危害更大。所以，一旦孩子有了鼻塞的症状，一定要优先治疗。

可惜，现在的情况是，就算孩子因为鼻塞特意去看了耳鼻喉科，也很可能还是会忽略鼻塞带来的严重影响，或者继续用之前的老办法治疗。就算不容易，也还是希望爸爸妈妈们能找找专注于治疗儿童鼻塞的耳鼻喉科医生。

治疗的第一步是用药和洗鼻

过敏性鼻炎的基本治疗方法是尽量避免接触过敏原。其次是药物治疗，如果清楚地知道花粉季会过敏，那就提前开始吃抗过敏药。

抗过敏药中的抗组胺药可以预防打喷嚏和流鼻涕，但对鼻塞没什么效果。

而白三烯受体拮抗剂和类固醇滴鼻剂，多数情况下都对鼻塞有效。

一听到"类固醇"，很多爸爸妈妈都会觉得副作用很严重。但其实它仅作用于鼻部，在医生的指导下短期使用，就不必担心副作用。

除了药物以外，建议有过敏性鼻炎的人，一定要试试用生理盐水洗鼻。很多孩子仅仅通过洗鼻，就在很大程度上缓解了鼻塞。如果是因为花粉症这种季节性过敏，就在那段时间内坚持洗鼻；如果是因为尘埃或者螨虫这种常年都有的东西过敏，那就全年都坚持洗鼻。

具体方法是这样的。

洗鼻要使用专用的洗鼻器。

先来制作生理盐水。在200ml温度与体温相近(40℃左右)的水中，加入1.8g盐，搅拌均匀，清洗液就做好了。

为了避免清洗液流进喉咙，脸要微微朝下，将洗鼻器的喷口紧贴鼻孔，再挤出清洗液。对孩子来说，最好只冲洗鼻腔的前半部分，避免清洗液从喉咙或另一侧鼻孔流出来。这

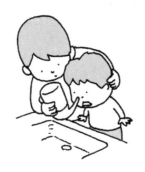

是因为儿童洗鼻有可能会导致急性中耳炎。

用同样的方法清洗另一侧。然后两侧分开擤鼻涕，要轻点儿擤哦！

每天清洗两次（早上和晚上），晚上的清洗尤其重要。

清洗液不能储存，每次使用前都要重新制作。

使用后把洗鼻器沥干，充分晾干。

目前为止的鼻塞治疗，以抗过敏药、肾上腺皮质激素类滴鼻剂和血管收缩类滴鼻剂等药物治疗为主。如果药物治疗效果不理想，那就要开始考虑其他治疗方式了。

鼻部手术体验报告

你好，我是这本书的绘者
吉竹伸介。

头好重啊……

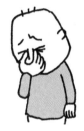

很久以前，耳鼻喉科的医生
就说我得了"鼻窦炎"，
我也一直为慢性鼻炎烦恼。

要检查看看吗？

好！

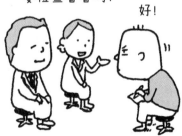

趁着为这本书画插图，
我特意又做了一次
鼻部检查。

这是我第一次通过 X 光看自己的鼻子。

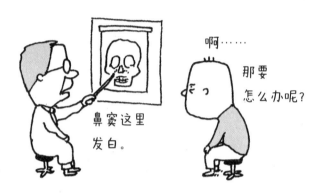

啊……

那要
怎么办呢？

鼻窦这里
发白。

这次医生还给我看了内窥镜和 CT 光下的
"堵塞现场"。
自己的鼻子深处到底堵成什么样了，
在光片上看得一清二楚。

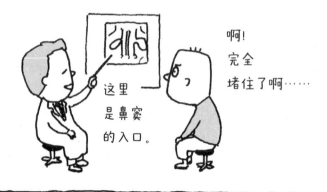

啊！
完全
堵住了啊……

这里
是鼻窦
的入口。

我决定做当天就能出院的微创手术。

要试试吗？

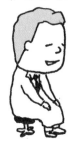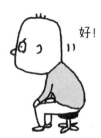

好！

到了手术那天，早上 9 点⋯⋯

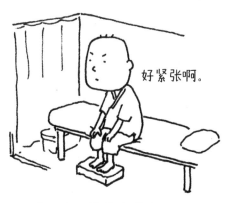

好紧张啊。

换好衣服等着做手术。

全身麻醉以后，睡了大概 20 分钟，
手术就做完了。护士把我叫醒。

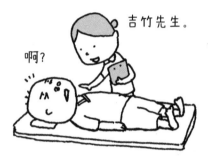

吉竹先生。

啊？

* 我做的手术切除了
  鼻窦入口和鼻腔的
  一部分组织，
  以扩大空间。

我拿着镊子，不停地往鼻子里塞棉球。
（要一直塞，直到血止住才能停。）

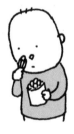

医生确认我从麻醉
状态下完全清醒以后，
下午 3 点，我就戴着
口罩回家了。

棉球

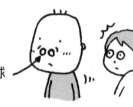

* 其实不戴口罩也行，
  但不戴感觉有点儿害羞。

手术后大概一周的时间,
鼻子里面一直都塞着纱布。
(为了止血。)

* 示意图

因为是全身麻醉的手术,
所以感觉就是好好睡了一觉而已。
手术后也一点儿都感觉不到疼。

但因为我左右鼻腔同时做了手术,
所以一周都不能用鼻子呼吸,非常痛苦。

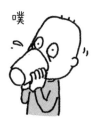

噗

喝水的时候,
感觉快要被呛到了。

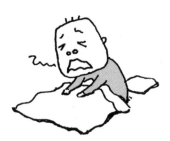

晚上喉咙特别干,
经常醒。

漫长的一周
终于过去了。
为了取纱布，
我又去了一趟诊所。

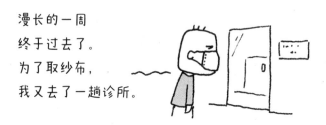

取纱布的时候也非常痛苦。
（虽然很快就取出来了。）

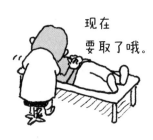

现在
要取了哦。

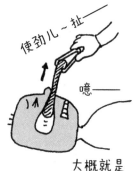

使劲儿～扯——

噫——

大概就是
这种感觉。

感觉怎么样？

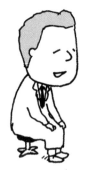

啊～

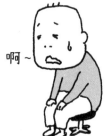

纱布取出来以后，
我小心翼翼地试着
用鼻子呼吸。

空气一下就从我的鼻子进来了，量大得惊人！

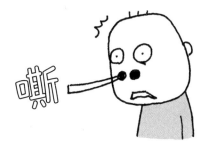

到现在为止鼻塞的 40 年人生，都像是假的一样。

之前很多治疗
都没感觉到
有效果。

感觉
好像
治好了？

但这次我清清楚楚地感受到了不同。

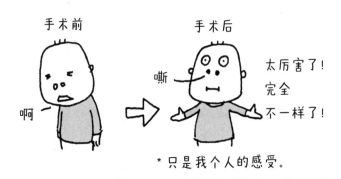

手术前　　　　　手术后

啊　　嘶　　　　太厉害了！
　　　　　　　　完全
　　　　　　　　不一样了！

* 只是我个人的感受。

好大的变化！我开心得快要飞起来了！

真的很厉害哦！

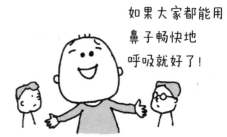

如果大家都能用
鼻子畅快地
呼吸就好了！

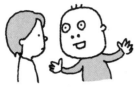

* 从外观看，鼻孔的大小没有变化。

手术做完一年了，虽然偶尔流鼻涕，
但鼻子一次也没"塞"过。

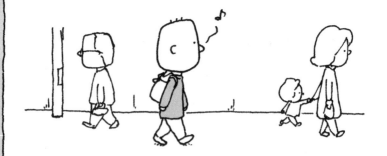

慢慢地，我甚至忘记了"自己长着鼻子"这件事。
对我来说，这是最大的变化。

后　记

　　过敏性鼻炎会妨碍睡眠、影响工作效率，从而降低生活质量。这个问题近年来逐渐受到关注。对幼儿来说，鼻炎会造成睡眠障碍，引起注意力分散、学习能力下降、注意缺陷多动障碍，以及经常发脾气等情绪控制能力低下的问题。鼻炎还会导致口呼吸，而口呼吸会引起打鼾、呼吸暂停等睡眠呼吸障碍，甚至还会导致颌骨发育障碍。这些虽然在文献中都有提及，但不管是鼻科专家，还是睡眠障碍专家，又或是活跃在一线的儿科和口腔正畸科医生，都没有对此给予足够的重视。

　　我想，最主要的原因是儿童鼻炎方面的治疗手段有限，我们也无法明确除鼻部症状以外的各种危害和鼻炎之间的关系。但事实是，过敏性鼻炎的确会导致睡眠障碍并降低生活质量。这一点，通过观察鼻炎患者使用类固醇滴鼻剂后的变化就能看出来。

这本书借助插图和简洁的语言，把鼻塞这件事变得更容易理解，让孩子也能看懂。如果父母和孩子能以这本书为契机，一起了解慢性鼻炎的危害和治疗的重要性，那就太好了。

黄川田徹

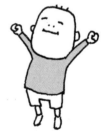

HANANOSEIKAMO SHIREMASEN by Toru Kikawada, Shinsuke Yoshitake
Copyright © Toru Kikawada, Shinsuke Yoshitake, 2015
All rights reserved.
Original Japanese edition published by Chikumashobo Ltd.
Simplified Chinese translation copyright © 2025 by ThinKingdom Media Group
Ltd.
This Simplified Chinese edition published by arrangement with Chikumashobo
Ltd., Tokyo

著作版权合同登记号：01-2024-5216

图书在版编目（CIP）数据

也许是鼻子的问题 /（日）黄川田彻著；（日）吉竹
伸介绘；张嘉文译. -- 北京：新星出版社，2025. 1.
ISBN 978-7-5133-5807-1

Ⅰ．R322.3-49

中国国家版本馆CIP数据核字第2024Q00470号

也许是鼻子的问题

[日] 黄川田彻 著；[日] 吉竹伸介 绘；张嘉文 译

责任编辑	汪 欣	**特约编辑**	崔佳琪
装帧设计	李照祥	**内文制作**	王春雪
责任印制	李珊珊　史广宜		

出 版 人 马汝军

出　　版 新星出版社
　　　　　　（北京市西城区车公庄大街丙 3 号楼 8001　100044）

发　　行 新经典发行有限公司
　　　　　　电话（010）68423599　邮箱 editor@readinglife.com

网　　址 www.newstarpress.com

法律顾问 北京市岳成律师事务所

印　　刷 河北鹏润印刷有限公司

开　　本 880mm×1240mm　1/32

印　　张 3.5

字　　数 50 千字

版　　次 2025 年 1 月第 1 版　2025 年 1 月第 1 次印刷

书　　号 ISBN 978-7-5133-5807-1

定　　价 29.80 元